AF402974

DES ÉPIDÉMIES DE VARIOLE

DES

ÉPIDÉMIES DE VARIOLE

ET DES

MOYENS D'EN PRÉVENIR LA FORMATION

PAR

M. LE Dr JULES BOUTEILLER,

Président de la Société de médecine de Rouen, médecin en chef des épidémies,
Secrétaire général de la 1re session médical de France (Rouen 1863),
Membre de la 2e (Lyon 1864), vice-président de la 3e (Bordeaux 1865),
Vice-président de la 4e (Lyon 1872), etc.

(Mémoire lu au Congrès médical de Lyon, septembre 1872.)

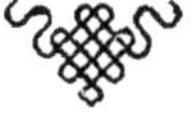

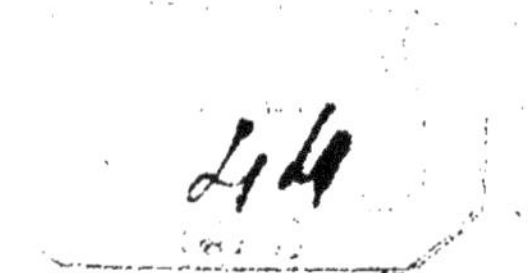

LYON

IMPRIMERIE D'AIMÉ VINGTRINIER

Rue de la Belle-Cordière, 14

1872

DES ÉPIDÉMIES DE VARIOLE

§ 1.

Introduction. — Si, en proposant pour première question *les épidémies de variole*, la Commission du Congrès de Lyon 1872 *a été guidée dans son choix par la gravité de l'épidémie de variole, qui vient de désoler la France,* ce qui s'est passé en 1870-1871 dans le département de la Seine-Inférieure, et en particulier dans l'arrondissement de Rouen, enfin à Rouen même, l'aurait confirmée dans ce choix. En effet, jamais cette contrée n'avait vu une épidémie de variole qui ait frappé tant de sujets et jamais, chez nous, aucune épidémie n'avait été plus meurtrière. A Rouen, elle n'a épargné aucun âge et a sévi avec la même intensité dans tous les quartiers sans distinction.

Médecin en chef des épidémies pour l'arrondissement de Rouen, j'ai reçu un très-grand nombre de renseignements officiels. Si j'entreprenais de les grouper dans ce travail, je dépasserais bien vite les limites qui me sont judicieusement imposées. D'ailleurs, je les ai publiés récemment, en deux parties, il est vrai, ce qui nuit beaucoup à une étude d'ensemble (1); puis, pour centraliser les observations que le corps médical a faites dans notre région, il me faudrait après l'analyse avoir recours à la synthèse; cela me mènerait encore beau-

(1) *Travaux du Conseil central d'hygiène publique et de salubrité pendant les années 1870 et 1871.* Rouen, imprimerie H. Boissel, 1872, in-8, 288 pages.

coup trop loin. Je vais donc me borner à présenter les faits les plus saillants *propres à éclairer l'histoire de la maladie, à en faire apprécier la gravité, les causes et les allures.*

Je m'étendrai davantage sur la seconde partie de la question, c'est-à-dire *l'étude des moyens à employer pour prévenir la formation ou pour arrêter la marche des épidémies de varioles semblables à celles que nous venons de traverser; en second lieu, ce qui est relatif à la vaccination, tels que la valeur comparée des diverses variétés du vaccin, la vaccination animale, enfin les mesures de police sanitaire qui devraient être conseillées en France, dans le but de favoriser et d'assurer la propagation de la vaccine.*

Début de l'épidémie. — L'épidémie de variole de 1870-1871 a commencé par quelques cas isolés, plus nombreux cependant que les cas sporadiques que l'on observe chaque année. A Rouen, le premier cas de variole remonte au mois de février 1870; mais l'épidémie proprement dite n'a commencé qu'en août, et le nombre des décès à Rouen par suite de variole n'a été noté que pour le mois de septembre et, qui plus est, ce n'est plus qu'à partir du 26 octobre que des relevés hebdomadaires ont été dressés dans les deux hôpitaux de la ville sur le nombre des varioleux en traitement dans ces établissements, hommes, femmes, enfants, militaires, guérisons et morts.

Causes. — La cause première, la cause fatale de l'épidémie de 1870-1871 a été comme pour toutes les épidémies de quelque nature qu'elles fusssent, ce qu'on a appelé, je ne sais pourquoi, le génie épidémique. Mais à côté de lui il y a eu une autre cause générale, c'est la faiblesse de la valeur prophylactique, qui de nos jours caractérise la vaccine. Si la vaccine préservait de la variole, il n'y aurait pas d'épidémie de variole ou du moins il n'y aurait que de petites épidémies, puisque seraient seules frappées les personnes non vaccinées. Loin de là, l'épidémie de variole de 1870-1871 a frappé indistinctement (je dis indistinctement) les vaccinés et les non vaccinés. De toutes parts, j'ai reçu cet avis très-significatif contre la valeur actuelle de la vaccine.

Je reviendrai plus loin sur ce point.

Il est une cause particulière que mes confrères attachés au service des épidémies ou au service de la vaccine ont plusieurs fois observée : c'est l'arrivée dans une commune indemne d'un varioleux qui y apporte le fléau. L'épidémie a débuté à Petit-Couronne par une jeune fille âgée de 26 ans, revenue de Rouen où elle travaillait dans les filatures. Au Val de la Haie, l'affection a débuté par une femme âgée de 20 ans, qui, tombant malade à Rouen où elle habite, est venue se faire soigner chez sa mère, qui habite le val de la Haie. Au Grand-Couronne M. Auger a remarqué un fait analogue : une jeune fille était allée soigner à Saint-Severs (faubourg de Rouen), une femme atteinte de variole ; elle revint chez elle avec un malaise précurseur de la maladie, qui se manifesta bientôt. Trois de ses sœurs furent prises après elle et transmirent la variole à un jeune homme qui était venu les voir. Celui-ci l'a transmise à son père et à sa mère.

A Elbeuf, c'est un garde mobile des Landes qui est venu apporter la variole à l'hospice de cette ville ; et de là l'épidémie s'est propagée.

Il y a là, peut-être, au point de vue de la police sanitaire quelque chose à faire ; j'en dirai quelques mots plus loin.

Marche. — Mon attention s'est portée aussi sur la marche de l'épidémie elle-même ; mais j'ai bientôt reconnu qu'il n'y avait rien à conclure cette fois des observations faites dans la Seine-Inférieure, parce que la marche de l'épidémie de 1870-1871 a été modifiée très-notablement par le passage et le séjour des troupes sur un tel point du département et ensuite par l'occupation prussienne.

Non-seulement les troupes françaises ou allemandes ont amené l'encombrement, mais elles ont, ces dernières surtout, imposé de dures privations aux habitants, sans parler du désespoir qu'elles ont causé.

L'épidémie a redoublé en octobre et en novembre 1870, lors de l'arrivée des mobiles à la Neuville-Champ-d'Oisel, canton de Boos.

M. Vautier, médecin, à Oissel, canton de Grand-Couronne a écrit que Oissel et les environs ont été *écrasés* par la variole confluente, qui a fait beaucoup de victimes pendant l'hiver 1870-1871, quand ils étaient *remplis* de Prussiens.

Dans les hôpitaux de Rouen, la présence d'un grand nombre de militaires les uns atteints de maladies internes, les autres blessés, les autres varioleux a dû évidemment agir sur la marche de l'épidémie dans ces établissements hospitaliers.

Age des décédés. — L'âge des varioleux décédés a été noté avec soin à la mairie de Rouen, mois par mois, à partir de novembre 1870, inclusivement, jusqu'au mois de mai 1871, inclusivement aussi. On a distingué dans ce relevé les garçons, les filles, les hommes et les femmes. Je regrette de ne pouvoir ici le reproduire, vu sa longueur, mais voici du moins, une récapitulation de cet immense travail :

	1770		1871	
	sexe m.	sexe f.	sexe m.	sexe f.
de 0 à 5 ans	138	134	77	95
» 5 à 15 »	31	48	24	20
» 15 à 25 »	56	41	27	38
» 55 à 40 »	85	60	42	38
» 40 à 60 »	50	43	36	32
» 60 et plus	3	6	8	9
	363	332	214	232
	695		446	
	1141			

Quant à l'âge de tous les malades atteints, guéris et décédés, il est impossible de le connaître, parce que tous les praticiens ne donnent pas les renseignements qu'ils ont en leur posession.

Complications. — La variole pendant cette épidémie a présenté toutes les complications. Non-seulement elle a été fréquemment très-confluente, mais encore elle a été très-souvent aussi hémorrhagique ou *noire*, gangréneuse, érysipélateuse, scarlatineuse; l'hémorrhagie ne s'est pas toujours bornée aux boutons, elle s'est manifestée par l'utérus, l'intestin, etc. La mort a quelquefois été causée par une variole avortée ; d'autres fois la mort a été, pour ainsi dire, foudroyante. Enfin, on a observé comme complication la pneumonie simple ou double.

Plusieurs femmes enceintes ont péri, entre autres une au Boisguillaume, qui était atteinte de variole hémorrhagique et est accouchée prématurement.

Sur un des deux points du canton de Grand-Couronne, dit M. le docteur Dumesnil, médecin en chef de l'asile des Quatre-Mares, on a noté quelques cas de variole confluente chez des femmes enceintes sans que l'avortement naturel ait eu lieu. Ce fait, dit-il, n'est pas accepté par la plupart des auteurs ; peut-être dans les grands centres, c'est-à-dire dans les cités très-populeuses, le résultat est-il tout différent de celui qui vient d'être mentionné ; ce sera alors comme pour l'opération césarienne.

M. le docteur Alfred Vy, d'Elbeuf, dit au contraire, que pendant cette épidémie la variole a été le plus souvent mortelle chez les femmes sur le point d'accoucher ou en couches ; toujours, pour ainsi dire, elle a provoqué l'avortement. M. le docteur Alfred Vy exerce dans une ville industrielle et M. le docteur Dumesnil dans un canton rural, voilà ce qui explique la différence des résultats notés par eux.

Ajoutons que dans les décès de l'hospice d'Elbeuf figure celui d'une femme de 36 ans enceinte de six mois.

Mortalité. — La mortalité a été, par le fait de l'épidémie de 1870-1871, et d'une manière absolue et d'une manière relative plus grande que dans la précédente épidémie (1864-1865). Lors de cette dernière, la moyenne de la mortalité dans les hôpitaux de Rouen, par exemple, avait été de 16, 99 % tandis qu'en 1870-1871 elle a été dans ces établissements de 21,52 $_0/^0$.

Quant aux différents points de l'arrondissement, la moyenne n'a pas été la même à beaucoup près. J'ai pris la moyenne des moyennes et je suis arrivé à 17 $_0/^0$, nombre que je crois très-près de la vérité.

Connaissant cette moyenne des décès. 17 %, et le nombre

des décès, on peut connaître très-approximativement le nombre des cas de variole. Ainsi, sachant qu'il y a eu à Rouen, en seize mois, 1,255 décès, on peut en conclure qu'il y a eu 7,388 cas de variole (la population de Rouen est de 102,000 âmes environ; mais pendant la guerre et l'invasion elle a augmenté par l'arrivée des troupes ou françaises ou allemandes et diminué par l'enrôlement des hommes valides et aussi par une sorte d'émigration. J'estime en définitive cette population à 105,000 âmes).

Voici le nombre des décès à Rouen, tant dans la ville que dans les hôpitaux, pendant les mois durant lesquels on a été en pleine épidémie.

1870

septembre.....	137	
octobre	200	
novembre	253	812
décembre	222	

1871

janvier........	211	
février........	102	
mars..........	56	
avril..........	25	
mai..........	21	
juin	9	
juillet........	11	443
août..........	3	
septembre.....	2	
octobre	»	
novembre	2	
décembre......	1	

Total général : 1,255 décès.

Le nombre des cas de variole à Rouen a été de 7,388, c'est-à-dire le quatorzième de la population; dans le canton de Darnétal, canton essentiellement manufacturier, le nombre des personnes atteintes a été du tiers environ de la population, mais heureusement la mortalité, au lieu de s'élever à 17 % n'a été que de 3 %.

Veut-on se rendre compte, à peu près, de quel poids l'épidémie a dû peser sur le nombre des décès, à Rouen, en 1870 et en 1871, on peut consulter ce tableau :

	Décès en ville,	à l'hospice,	à l'Hôtel-Dieu,	Total.
1868	2455	711	412	3578
1869	2602	741	376	3719
1870	3202	860	539	4541
1871	2818	864	458	4140

Traitement. — On n'a rien innové, on a appliqué le traitement classique de la variole. Un praticien de Duclair a tenté, avec quelque succès, la solution de deutochlorure de mercure à l'intérieur. A Elbeuf, M. le docteur Alfred Vy a employé l'acide phénique dans des potions, et dans les cas de variole hémorrhagique la limonade sulfurique et le perchlorure de fer, associés aux toniques. A Rouen, M. le docteur Olivier a employé les sels d'ammoniaque pour favoriser l'éruption, et le camphre dans une potion alcoolique quand il y avait délire.

En définitive, rien de particulier dans le traitement des malades de l'épidémie de 1870-1871.

Fin de l'épidémie. — L'épidémie ne s'est pas, bien entendu, terminée brusquement. Les relevés hebdomadaires des hôpitaux n'ont plus été faits à partir du 25 avril 1871 ; cependant, en mai 1871, il y a encore eu pour toute la ville et les hôpitaux 21 décès, en juin 9, en juillet 11, en août 3, etc. etc. Nous pouvons donc fixer la terminaison relative de l'épidémie au commencement de juin 1871.

Elle a cessé en mai dans le canton de Grand-Couronne, vers la fin de juin dans celui de Boos et dans celui de Pavilly ; à la fin d'août dans les cantons de Clères et de Dannetal ; en setembre dans celui de Duclair et dans celui de Maromme ; enfin, au commencement d'octobre, dans la ville et le canton d'Elbeuf.

§ 2.

Moyens à employer pour prévenir la formation des épidémies. — Pour prévenir la formation d'épidémies semblables à celles qui ont désolé la France à des intervalles très-courts, il y a un moyen infaillible ; ce moyen c'est la *vaccine*.

Mais, me dira-t-on, depuis la découverte de Jenner il y a eu plusieurs épidémies. Le fait est vrai et s'explique facilement.

Voici ce qui s'est passé :

Pendant les premières années qui ont suivi cette découverte (trente à quarante ans si l'on veut), les épidémies de variole ont pu trouver un aliment parce que, le préjugé aidant, il y avait, proportion gardée, peu de personnes vaccinées.

Dans les années qui ont suivi, depuis vingt-cinq à trente ans à peu près, les épidémies ont trouvé également un aliment quoique presque tout le monde fût vacciné, la plus grande partie l'ayant été mal.

La vaccine s'est propagée de plus en plus, il est vrai, mais les lois de la bonne vaccine sont tombées en désuétude. On s'est endormi dans une sécurité trompeuse.

Si on lit les relations d'épidémies de variole depuis 1800 jusqu'à 1836, 1840 par exemple, on rencontre constamment des phrases comme celles-ci : *L'épidémie a épargné tous les vaccinés*. Ou bien : *il y a eu, par une exception extraordinaire, quelques vaccinés atteints, mais tous ont guéri et très-promptement*. Je citerais mille phrases de ce genre, en France seulement.

Mais, à partir de 1840 environ, le langage change. On écrit ce qui suit : *Un certain nombre de vaccinés ont été atteints et quelques-uns sont morts*. Plus tard : *Beaucoup de vaccinés ont été pris et beaucoup sont morts*. Enfin, en 1870-1871 on a dû dire, pour se conformer à la vérité : *La variole a frappé indistinctement les vaccinés et ceux qui ne l'étaient pas, et la mort n'a pas épargné les uns plus que les autres*.

Qu'est-ce à dire ?

C'est que la vaccine a perdu en grande partie sa valeur prophylactique.

Pourquoi ?

Parce que, comme toute chose, la vaccine demande une bonne culture et que la culture est devenue de plus en plus mauvaise.

Il n'en demeure pas moins vrai que le moyen infaillible de prévenir la formation des épidémies de variole, c'est la vaccine.

Je dirai plus loin quel est, selon moi, le bon vaccin et ce que doit être la vaccine.

Moyens d'arrêter la marche des épidémies de variole —

Le premier moyen consiste à vacciner tous les individus qui ne le sont pas, de les vacciner avec de bon vaccin bien entendu, avec du vaccin humain, et de préférence avec du cowpox naturel si l'on avait la bonne fortune d'en avoir, mais jamais avec du vaccin animal ni du vaccin de revacciné.

Le second moyen consiste à revacciner tous ceux qui sont vaccinés depuis longtemps et même tous ceux qui le demandent, eussent-ils été vaccinés l'année précédente.

Pour la revaccination, il faut choisir du vaccin encore plus irréprochable, s'il est possible, que pour une première vaccination.

Ici se place un scrupule. N'est-il pas à craindre, en vaccinant ou revaccinant certaines personnes pendant le cours d'une épidémie dans le foyer de laquelle elles se trouvent, de les exposer, par cela même à contracter la maladie? Je crois que cette crainte est chimérique? Si la variole vient à se déclarer pendant l'incubation du vaccin, c'est plutôt à l'influence épidémique qu'à la perturbation apportée par le vaccin qu'il faut attribuer le fait. En tout cas, ni la vaccination ni la revaccination ne sauraient aggraver l'état de l'individu soumis à la double influence du vaccin et de l'épidémie.

Le troisième moyen consiste dans l'isolement des malades tant dans les maisons particulières que dans les établissements hospitaliers.

N'ayant pas l'honneur d'être attaché aux hôpitaux de Rouen, je n'ai peut être pas toute l'autorité nécessaire pour traiter la question ; mais, imbu des préceptes de mon illustre maître, M. le docteur Piorry, ex-professeur de la Faculté de Paris, je pense qu'il est illogique, au premier chef, de mettre les varioleux dans les mêmes salles que tous les autres malades; il me paraîtrait préférable de consacrer une ou plusieurs salles distinctes et éloignées des autres aux malades atteints de la petite vérole. Dans la salle des varioleux on pratiquerait l'aération et la ventilation jusqu'à leurs extrêmes limites. Les portes et les fenêtres seraient tenues jour et nuit constamment ouvertes. Je crains moins pour les malades le froid que l'encombrement. En 1849, lors du choléra, j'étais interne de M. Piorry ; j'ai par ses ordres agi de la sorte, et nos malades n'ont pas eu à s'en plaindre.

A Rouen, l'isolement des varioleux est préconisé par mon savant confrère et ami le docteur Alfred Vy, dont l'opinion, en pareille matière, n'a pas une moindre valeur.

Le quatrième moyen pour arrêter la marche d'une épidémie de variole consiste à empêcher l'arrivée dans une commune indemne d'un individu atteint de cette maladie ou même seulement du malaise précurseur.

Il faudrait faire pour la variole ce que l'on ne craint pas de faire dans le cas d'épizootie, de peste bovine par exemple. Je sais que je me heurte là contre la liberté individuelle. Je respecte cette liberté, comme toutes les autres, autant que qui que ce soit ; mais en empêchant une personne atteinte de la variole à Rouen, par exemple, d'aller se faire soigner dans une commune du département où elle a ses parents ou ses amis, on n'attente pas plus à la liberté individuelle que lorsque l'on dit à tel ou tel éleveur : « Tu n'iras pas vendre tes vaches au marché de ***, parce que dans ton pays règne la peste bovine et qu'à *** elle ne s'est pas encore montrée. Tu as besoin d'argent, cependant tu ne feras pas ton commerce. »

C'est là, j'en conviens, une mesure de police sanitaire qu'il faudrait exercer avec sagesse et qui serait confiée à la sollicitude du commissaire de police, du maire de la commune, du garde-champêtre, etc., etc. Il faudrait aussi surveiller le passage ou les promenades des individus venant sans besoin aucun d'une commune infectée dans une commune indemne. Ce serait une espèce de quarantaine d'un nouveau genre et à laquelle les bons citoyens se prêteraient volontiers. Le projet, je le reconnais d'ailleurs, demanderait une étude préalable sérieuse.

Vaccination et valeur comparée des diverses variétés de vaccin. — La vaccination est un grand bienfait quand elle est pratiquée en suivant les règles que les divers comités de vaccine de la France ont eu soin, il y a longtemps déjà, de poser dans ce qu'on appelait alors avec raison des *Manuels de vaccine.*

Mais la vaccination qui s'affranchit de ces règles est un leurre et rien de plus.

Le meilleur vaccin est le cowpox naturel. Malheureusement on le rencontre fort rarement. Bien des fois cependant on a manqué l'occasion favorable, parce qu'on a été averti trop tard. En général, le praticien de la campagne n'apprend qu'une ou plusieurs vaches ont des boutons aux mamelles que par hasard, par la rumeur publique ou par les plaintes d'une servante de ferme qui, elle-même, a vu se déclarer sur ses mains une éruption à laquelle elle n'a pas fait d'abord attention, mais dont elle s'est inquiétée quand cette éruption est venue à former des croûtes. Alors il est déjà trop tard pour recueillir le vaccin sur la vachère..., à plus forte raison sur l'animal malade.

Quant au propriétaire de la vache, il se garde bien d'avertir soit le maire, soit le médecin de la contrée, parce qu'il sait que s'il parle il va recevoir la visite d'un certain nombre de savants de la ville prochaine. Tous ses voisins vont apprendre que ses vaches sont malades, et, la malveillance et les préjugés aidant, il ne pourra plus vendre son lait.

Il y aurait un moyen d'être averti à temps : ce serait de décerner une prime ou une médaille à tout cultivateur qui aurait révélé l'existence, sur son bétail, du cowpox naturel et, en outre, de lui acheter les animaux malades. Pour se mettre en garde contre la supercherie et éviter les achats inutiles, le comité de vaccine qui ne se rendrait pas à la ferme, dans la crainte de nuire, comme nous venons de le dire, au cultivateur, aurait soin, toutefois de se faire renseigner par le médecin de la commune.

Après la prise du fluide, les animaux seraient revendus dans quelque marché et, de cette manière, le comité ne saurait avoir à supporter une grande perte pécuniaire.

Le cowpox naturel étant trouvé, que conviendrait-il de faire? 1° Vacciner le plus d'enfants possible et dans les meilleures conditions de santé. 2° Quand les pustules seraient

arrivées au point convenable (au septième ou huitième jour),
vacciner de bras à bras un très-grand nombre d'enfants, et ainsi
de suite, de huit jours en huit jours. De cette manière, on aurait, au bout de quelque temps, d'excellent vaccin humain,
c'est-à-dire du vaccin se développant toujours bien, toujours
régulièrement, préservant sûrement, etc., etc., etc.

Après le cowpox naturel, le vaccin humain est le meilleur
des vaccins. Son évolution est très-régulière ; toujours, à part
une exception sur mille implantations, il est bon à employer
ou à recueillir au huitième jour, tandis que le vaccin napolitain, dont je vais parler tout à l'heure, est quelquefois trop
avancé au cinquième jour et quelquefois ne l'est pas assez au
neuvième, tandis que le vaccin animal est aussi très-irrégulier.

Le vaccin humain pénètre facilement dans les tubes, et en
est extrait facilement aussi, au bout d'un temps même très-
long. Le cowpox naturel, le vaccin napolitain et le vaccin
animal n'offrent pas cet avantage. Ces trois derniers vaccins
se conservent, à conditions égales, moins bien et moins longtemps que le vaccin humain.

Je ne parle pas de la conservation des vaccins entre des
plaques de verre. Ce mode est très-défectueux, parce que le
vaccin desséché entre ces plaques s'altère par l'air ambiant,
et que, d'autre part, il faut y ajouter de l'eau pour l'employer.

Le vaccin napolitain viendrait en seconde ligne, immédia-
tement après le cowpox naturel, et avant le vaccin humain ;
mais, l'avouerai-je, j'ai de la peine à y croire. Je ne mets en
doute la bonne foi de personne, mais on m'accordera bien
qu'il est merveilleux, étant donnée une vaccination de génisse
avec du cowpox naturel, de perpétuer pendant cinquante ans,
de semaine en semaine, quelque chaleur et quelque froid qu'il
fasse, le vaccin de génisse (1). (2,600 génisses, à supposer
qu'on n'en ait vacciné qu'une chaque semaine.)

A Rouen, on a voulu tenter l'expérience, mais au bout de
quelques septenaires la chaîne était déjà rompue. Il a fallu
avoir recours à des tubes renfermant je ne sais quel vaccin,
détremper des croûtes, vacciner des génisses avec du vaccin
d'enfant, c'est-à-dire passer de la vaccine napolitaine à la

(1) Congrès médical de France, 2ᵉ session, tenue à Lyon, 1865, page 526.

vaccine animale. On n'a jamais pu réunir les anneaux de la chaine. C'était pitié de voir la triste figure qu'a faite, à Rouen, le vaccin napolitain. J'ai publié, à l'époque, plusieurs mémoires auxquels je suis forcé de renvoyer (1).

J'ai démontré, chiffres en main, que le procédé napolitain est infidèle et nullement pratique (2).

Il est infidèle ! Pour ne citer qu'un seul fait, j'ai noté, dans un de mes travaux à ce sujet, que sur 59 vaccinations il y a eu 18 insuccès, 41 succès ; et les 41 succès se décomposent en 3 beaux, 22 ordinaires et 16 faibles (3).

Il n'est nullement pratique ! Quand il faut, à des jours qu'on ne peut déterminer d'avance, convoquer, qu'on me passe l'expression, le vétérinaire, la génisse, le médecin et les enfants à vacciner et rencontrer autant d'imprévu et d'obstacles qu'il y aura de rendez-vous, peut-on dire qu'un procédé est pratique ? Non, sans doute. Aussi ne m'étendrai-je pas davantage sur le procédé napolitain, dont personne, du reste, ne se préoccupe aujourd'hui

La moins bonne de toutes les espèces de vaccin est, sans contredit, le vaccin animal, c'est-à-dire le vaccin humain implanté sur une vache et repris ensuite ; on s'est payé de mots quand on a avancé que cette pratique régénérait le vaccin parce qu'on le faisait ainsi repasser par une circulation bovine.

J'ai dit plus haut que ce qui avait manqué à la vaccine, depuis une trentaine d'années surtout, c'était une bonne culture. Pour continuer la comparaison, qu'il me soit permis d'emprunter à l'horticulture un argument, selon moi péremptoire, pour prouver que la vaccination animale est un pas en arrière et nullement un pas en avant.

Lorsqu'on a voulu d'une plante des champs à fleur simple obtenir une plante à fleur double, on a pris la plante des champs, on l'a mise dans un terrain beaucoup plus riche en engrais que celui où elle était née, un terrain plus ammoniacal. On l'a, plusieurs années de suite, empêchée de fleurir, en la *rabattant ;* on a pratiqué sur sa tige des incisions et des pincements, et l'on est arrivé au but.

(1) *Union médicale de la Seine-inférieure,* 1865 et 1866.
(2) *Loco citato,* 1865, pages 185 et 235 ; 1866, pages 26, 27, 31, 128, 307.
(3) *Loco citato,* 1866, page 34.

Quand on a voulu de certaines espèces d'une taille élevée obtenir des espèces naines, on a emprunté aux Chinois, qui aiment les petits arbres, les procédés qu'ils mettent depuis longtemps en pratique. On a fait souffrir la plante , on l'a déplacée souvent, on l'a mise à l'ombre quand on savait qu'elle aimait le soleil, et *vice versa;* on lui a enlevé une certaine quantité de feuilles et une partie de ses bourgeons, en un mot, on l'a mise à la torture.

Que diriez-vous d'un horticulteur qui, après avoir obtenu, à force de soins, des fleurs bien doubles et de jolies espèces naines, viendrait, sous prétexte de les améliorer encore, les replacer dans les conditions premières, les remettre dans le mauvais terrain, etc., etc.?

Vous diriez qu'il se trompe étrangement.

C'est cependant ce que font les médecins qui, pour améliorer le vaccin humain, vont l'implanter sur la vache, pour le reprendre ensuite. On avait réalisé une conquête en faisant du cowpox naturel le vaccin humain : et, commettant la plus grande erreur, ils abandonnent cette conquête, en faisant du vaccin humain un vaccin animal, infidèle dans ses résultats, irrégulier dans son évolution, difficile à recueillir, plus difficile encore à conserver. Ils font, en un mot, comme le jardinier qui, ayant chez lui le bouton-d'or bien double, irait le remettre dans la prairie. Ce jardinier aurait bientôt fait de son bouton-d'or un *ranunculus* parfaitement simple, à cinq pétales et très-laid.

Si la vaccination napolitaine est acceptable, à la grande rigueur, la vaccination animale ne l'est sous aucun prétexte.

Je dis : sous aucun prétexte, parce que je suis loin d'admettre la syphilis vaccinale. On a pu, sans doute, donner la syphilis à des individus sains, en cherchant à les vacciner, mais c'est qu'on avait ou pris pour des pustules vaccinales des pustules syphilitiques , ou recueilli avec la lancette, dans des pustules vaccinales, non-seulement le virus vaccin, mais encore du sang. Le virus vaccin ne peut pas se transformer en virus syphilitique, pas plus que le tubercule ne peut se transformer en cancer, pas plus que le virus rabique ne peut se transformer en virus vaccin.

J'ai développé bien des fois mon opinion à ce sujet, notamment à propos d'un cas de syphilis non vaccinale, après vaccination, que l'on aurait pu porter, si l'on n'y eût pris garde, à l'avoir de la prétendue syphilis vaccinale (1).

Quand je prétends que le meilleur vaccin, après le cowpox naturel, est le vaccin humain, je ne suis pas seul de mon opinion dans le département de la Seine-Inférieure. M. le Dr L. Duménil, dont personne ne contestera la haute autorité, s'exprime ainsi : « Je donne de beaucoup la préférence au vaccin humain « et je ne consentirais à me servir du vaccin animal qu'en cas « d'insuffisance de vaccin recueilli sur des enfants (2). »

A Rouen, sont encore de mon avis M. le Dr H. Le Brument, ex-vice-président de l'ex-comité central de vaccine de la Seine-Inférieure, et M. le Dr M. Delabost, ex-secrétaire dudit ex-comité.

M. Lesauvage, médecin à Monville, repousse d'une manière absolue l'emploi du vaccin animal.

M. Diligence, médecin à Arques, professe la même manière de voir à l'égard de ce vaccin.

MM. Lesauvage et Diligence sont des vaccinateurs émérites et dont l'opinion a beaucoup de poids. J'en dirai autant de M. Gandin, médecin à Quincampoix, qui a écrit ce qui suit : « La vaccination animale a fait son temps, et si l'on continue à « l'employer, elle viendra s'ajouter aux causes qui rendent les « épidémies de variole de plus en plus fréquentes et de plus en « plus meurtrières (3). »

Ce que doit être la vaccine. — La vaccine est une opération des plus importantes, puisqu'elle est utile non-seulement à celui qui la subit, mais encore à la population au milieu de laquelle il vit.

Elle doit donc être pratiquée avec le plus grand soin, surveillée de même et propagée non-seulement avec zèle, mais encore avec discernement.

Le vaccin est un dépôt sacré confié à la garde du corps

(1) *Union médicale de la Seine-Inférieure*, n° 28, avril 1872, page 218.

(2) *Compte moral administratif des hospices civils de Rouen, pour l'exercice* 1870, page 41.

(3) *Travaux du Conseil central d'hygiène pendant les années* 1870 et 1871, page 66.

médical du monde entier. A lui l'honneur de ne pas le laisser perdre.

La vaccine a des règles bien connues ; il faut les suivre strictement (1).

Les manuels de vaccine et celui auquel je viens de renvoyer ne contiennent pas deux recommandations que je croie cependant importantes.

D'abord il ne convient pas de recueillir du vaccin sur des enfants chétifs et encore moins sur des adultes dont la santé a pu, à diverses époques de leur vie, subir de graves atteintes.

Je vais de suite au devant d'une objection qui pourrait m'être faite. Ne croyant pas à la syphilis vaccinale, je ne devrais pas, me dira-t-on proscrire le vaccin pris sur un enfant maladif ou sur un adulte.

A cela je répondrai qu'une des conditions des bonnes cultures du vaccin est de le planter dans un bon terrain, et que c'est seulement le vaccin éclos dans cette condition qu'il faut recueillir pour la propagation.

Je n'affirme pas que le vaccin qui aura été planté dans un mauvais terrain sera physiquement, chimiquement et vitalement différent du vaccin inoculé à un sujet excellent ; d'autre part, je répete que le vaccin inoculé à un individu syphilisé ne deviendra pas virus syphilitique. Mais il ne s'en suit pas que le vaccin inoculé à un être malingre doive être utilisé pour propager la vaccine. Ce serait se mettre de gaîté de cœur dans de mauvaises conditions.

Quand je veux recueillir de la graine d'une plante pour la semer l'année suivante, je ne la prends pas sur les pieds situés dans l'endroit le moins fumé, le moins exposé au soleil, le moins bon, en un mot, de tout le jardin.

Puisque je crois à l'influence d'une bonne culture, je dois tenir compte de la nature du sol.

La seconde recommandation est celle-ci : *Ne vous servez jamais de vaccin de revaccination.*

Il est admis que la variole chez un sujet vacciné est modifiée par le fait de la vaccination à quelque époque qu'elle

(1) *Manuel de vaccine pour le département de la Seine-Inférieure*, publié par ordre du préfet. Rouen, 1836.

remonte. Malheureusement, de nos jours, cette modification est si peu efficace que l'on voit mourir de la petite vérole beaucoup de personnes vaccinées; mais quand, au contraire, elles guérissent, on voit le plus souvent que la maladie *tourne court*, si l'on peut s'exprimer ainsi, et qu'elle est notablement modifiée.

L'évolution vaccinale et le vaccin, chez un revacciné, sont également modifiés par le fait de la vaccination antérieure. Voilà pourquoi il ne faut pas employer le fluide recueilli sur un revacciné.

Le fait-on, et vient-on, la semaine suivante, recueillir du vaccin sur le deuxième inoculé, et ainsi de suite de huit jours en huit jours?... On n'a bientôt plus que du vaccin abâtardi.

En résumé, à l'exclusion de tous les autres, le vaccin qu'il faut employer est le vaccin humain bien cultivé.

Mesures de police sanitaire pour favoriser et assurer la propagation de la vaccine. — Il n'y a plus aujourd'hui que ceux dont les yeux sont fermés à l'évidence qui prétendent que si la France est de temps à autre décimée par des épidémies désastreuses de variole, cela tient à ce que le préjugé prive encore beaucoup d'individus du bienfait de la vaccine.

La cause des épidémies, je l'ai surabondamment démontré plus haut, n'est pas là.

Aujourd'hui, il y a très-peu d'individus qui ne soient pas vaccinés.

Comment en serait-il autrement? Comment beaucoup de personnes, sacrifiant à un prétendu préjugé, se soustrairaient-elles à la vaccine quand cela devient presque impossible?

En effet, pour entrer à la crèche, à l'asile, à l'école primaire, dans les pensionnats, dans les séminaires, dans les écoles municipales, dans les écoles de commerce, dans les écoles industrielles, dans les lycées, à la caserne enfin, il faut être vacciné.

Dans quelques mois le service militaire et peut-être même l'instruction seront obligatoires. Personne ne pourra rester non vacciné.

Il n'y a pas besoin de mesures de police sanitaire pour favoriser et assurer la propagation de la vaccine.

La vaccine, sans être obligatoire comme dans certains pays, est en France suffisamment propagée.

Moyens de rendre à la vaccine la valeur prophylactique qu'elle a en partie perdue. — Il y a des moyens que j'appellerai médicaux, je les ai indiqués dans les chapitres précédents. Le corps médical les connaît, je n'ai donc pas à y revenir.

Il est, en outre, un moyen administratif, c'est la création, dans tous les chefs-lieux de département et d'arrondissement, d'un comité de vaccine.

Dans quelques chefs-lieux, il y a un comité de vaccine.

Dans beaucoup, il n'y en a pas.

Dans d'autres, on les a supprimés, par exemple, dans le chef-lieu du département de la Seine-Inférieure (à Rouen) et, par contre-coup, dans les chefs-lieux d'arrondissement, Dieppe, le Havre, Neufchâtel et Yvetot. Le comité central, séant à Rouen, et les quatre sous-comité d'arrondissement avaient cependant rendu de grands services pendant près de quarante ans ; on les a dissous précisément à la veille de la fatale épidémie de 1870-1871. Ainsi l'a résolu la volonté du préfet de l'Empire, dont le despotisme était le moindre défaut (je parle de l'Empire).

Dans le département de la Seine-Inférieure et dans beaucoup d'autres, on a fait entrer le service de la vaccine dans les attributions du conseil central d'hygiène et de salubrité publique. C'est là une très-fausse interprétation de l'un des paragraphes du décret du 18 décembre 1848, portant création des conseils d'hygiène publique et de salubrité. Au titre II, article 9, on lit : Les conseils d'hygiène sont chargés etc., etc. *Ils peuvent* être spécialement *consultés* sur les objets suivants : 1º, 2º, 3º, 4º, la propagation de la vaccine.

Qui dit *peuvent* ne dit pas *doivent.*

Qui dit *consultés* ne dit pas *être chargés.*

Enfin, qui dit *propagation de la vaccine* ne dit pas *direction et surveillance de la vaccine.*

Le mot *peuvent* a été mis dans l'article 9 du décret pour le cas où l'on ne pourrait pas former un comité spécial de vaccine : or ce cas, s'il existe, doit être bien rare.

Quoi qu'il en soit, je voudrais partout un comité de vaccine.

Ce comité devrait comprendre son rôle autrement que ne l'ont compris jusqu'à ce jour les comités existants. En effet, ils ont jusqu'à présent, à quelques rares exceptions près, récompensé le nombre des vaccinations et non pas la qualité.

C'est la qualité qu'il faut récompenser ! !

L'Académie nationale de médecine, écho des comités de vaccine et des conseils d'hygiène n'a récompensé, le plus souvent, que la quantité, mais non la qualité des vaccinations.

Il serait pourtant bien facile de faire tout le contraire.

Il n'y aurait qu'à imiter ce que font les sociétés savantes :

Un manufacturier vient-il solliciter une récompense en disant, par exemple, qu'il a tant de broches, tant de bobines, qu'il obtient tel rendement? La Société savante fondée pour développer le commerce et l'industrie nomme une commission qui va chez l'industriel et se rend compte de tout par elle-même.

Pour l'agriculture, récoltes, instruments, etc., les choses se passent de même.

Chaque Société savante a des commissions, dites commissions de visite, qui se rendent sur les lieux pour apprécier les résultats obtenus.

Tout comité de vaccine pourrait déléguer quelques-uns de ses membres pour se rendre au local dans lequel se font les vaccinations; pour voir comment procède le vaccinateur, quelles pustules il obtient, comment il a recueilli le vaccin, etc.

D'un autre côté, dans tout chef-lieu d'arrondisssement il y aurait (comme cela se faisait à Rouen avant la dissolution du comité central de vaccine), des vaccinations publiques et gratuites à l'Hôtel-de-Ville, à la préfecture ou à la sous-préfecture. Là, le comité ferait usage du vaccin envoyé par chaque vaccinateur de la ville ou de la campagne. Il pourrait donc, en connaissance de cause, récompenser le médecin qui *cultiverait le mieux* le vaccin.

Qu'il y aurait loin de cette action efficace des comités à ce qui s'est fait jusqu'à présent, c'est-à-dire à cette distribution banale de médailles aux praticiens qui ont fait le plus de piqûres, sans se préoccuper le moins du monde d'aucun autre mérite de leur part !

Je termine ce mémoire, déjà trop long, je le sens, par un
vœu bien sincère, c'est que tous les médecins unissent leurs
efforts pour rendre à la vaccine le prestige que les dernières
épidémies, et notamment celles de 1870-1871, lui ont fait
perdre,

www.ingramcontent.com/pod-product-compliance
Ingram Content Group UK Ltd.
Pitfield, Milton Keynes, MK11 3LW, UK
UKHW020004130726
13694UKWH00005B/2087